AF590106

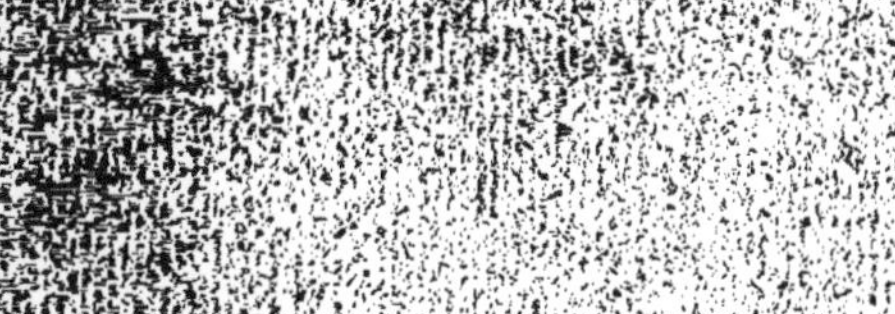

DISCOURS

PRONONCÉ

PAR M. LE DOCTEUR BROC,

A L'OUVERTURE DE SON COURS D'ANATOMIE,

LE 8 NOVEMBRE 1820.

DISCOURS

PRONONCÉ

PAR M. LE DOCTEUR BROC,

A L'OUVERTURE DE SON COURS D'ANATOMIE,

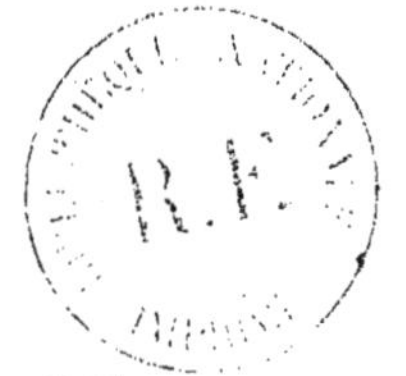

LE 8 NOVEMBRE 1829.

MESSIEURS,

EN anatomie, ainsi que dans toutes les autres branches des connaissances humaines, il y a à considérer, d'une part, la science en elle-même, et, de l'autre, le mode d'enseignement. Sous le premier rapport, l'anatomie paraît être parvenue au plus haut point de perfection; car quelles parties assez déliées ont pu se soustraire aux recherches des anatomistes, et ceux-ci, dans la description des organes, n'ont-ils pas apporté une précision vraiment géométrique? Mais en est-il de même à l'égard de l'enseignement? En est-il de même! Quel contraste, Messieurs, entre ces deux objets! Demandons-nous plutôt si, tandis que la science a parcouru la plus brillante carrière, l'enseignement n'est pas encore à son aurore; si, tandis que des hommes sans nombre, et du premier mérite, ont enrichi l'une d'une foule de découvertes, l'autre n'a pas langui au sein de la plus déplorable indifférence. Cependant qu'y a-t-il de plus important que la manière de transmettre les connaissances, de répandre dans les esprits les germes du savoir qu'ils doivent féconder, et qu'est-ce que les talens des hommes les plus distingués auprès de ceux qu'un enseignement bien entendu peut développer dans l'esprit d'une jeunesse ardente et laborieuse, d'une jeunesse toujours renaissante, toujours renouvelée, et immortelle comme le temps qui la produit? Car, Messieurs, semblables à l'éclair qui brille et disparaît, les savans ne font que passer parmi nous, ils périssent, et avec eux s'évanouit le savoir qu'ils possédaient, tandis que l'art de faire des savans en perpétue l'espèce. Cet art sublime, dont les Bacon, les Locke, les Condillac ont posé les bases immuables, a été admiré de tous les hommes doués d'un esprit philosophique; mais l'admiration des plus beaux préceptes n'est qu'un sentiment vain et stérile, lorsque ces préceptes restent sans application; et c'est ce qui a eu lieu pour l'anatomie, comme il est aisé de vous en offrir la preuve.

Je dis que cette science, relativement au mode d'enseignement, pêche sous le double rapport de la méthode et des moyens de démonstration. La méthode comprend: 1.° la manière de démontrer les objets; 2.° l'ordre dans lequel ces objets sont successivement présentés : or, pour exposer les vices de la manière de démontrer, il est utile d'entrer dans quelques considérations préliminaires.

Quelle que soit la nature des objets que l'on étudie, il faut constamment les envisager sous deux points de vue très-distincts : d'un côté, ils doivent être considérés par rapport aux principes qui entrent dans leur composition, et, de l'autre, relativement à l'ensemble qui résulte de tous ces principes réunis; et ce n'est qu'après avoir ainsi examiné les choses que l'esprit parvient à s'en former des idées aussi étendues, aussi complètes qu'elles peuvent l'être; car il est facile de sentir que les principes isolément étudiés ne donnent aucune connaissance de l'ensemble, et que l'ensemble, examiné de la même manière, n'apprend rien sur les principes qui le constituent. Cette proposition acquiert encore plus d'évidence, si on l'applique à l'étude d'une mécanique quelconque, d'une montre, par exemple ; car l'aspect extérieur ne donne aucune connaissance des rouages que cache le boîtier, et il en est de même de l'étude de ceux-ci, par rapport à la disposition générale de l'ensemble. Pour avoir une idée parfaite de la montre, il faut successivement la considérer sous les deux points de vue dont je viens de parler. Or, en anatomie, on se borne constamment à l'étude successive et isolée des différens organes : on sépare, on divise, on subdivise encore, on arrive presque jusqu'à la fibre élémentaire ; mais, au sein de ces débris, rien ne se reproduit, rien ne se recompose, et le cadavre morcelé a perdu pour toujours sa forme primitive ; en un mot, l'analyse préside sans cesse aux démonstrations anatomiques, tandis que la synthèse, cette belle méthode, qui redonne en quelque sorte l'existence à ce que l'analyse avait anéanti, a été généralement bannie jusqu'à ce jour de l'étude de l'homme physique. Aussi, Messieurs, contemplez les effets qui découlent de cette manière de démontrer l'anatomie : comme nous ne connaissons que ce que nous avons appris, il est clair que, n'ayant étudié que des élémens, nous ne pouvons connaître que des élémens; nous n'avons donc des choses que des idées relatives aux principes qui entrent dans leur composition ; nous ne les connaissons donc qu'à demi ; et, de plus, notre esprit est par là habitué à les envisager d'une manière différente de celle dont la nature nous les offre sans cesse. Et, en effet, cette nature, si souvent l'inverse de l'art, ne nous présente jamais que des ensembles, que des dispositions extérieures, au sein desquels elle a comme enseveli les parties constituantes. Voyez le chimiste, il ne rencontre que des corps non décomposés ; voyez le botaniste, des plantes entières, et dont une enveloppe opaque lui voile l'intérieur, viennent de tous côtés s'offrir à ses regards ; voyez le naturaliste, tout ce qui se meut sur la terre, dans les airs, au sein des eaux, ne lui présente que des formes extérieures, que des ensembles d'organes dont les saillies les plus superficielles viennent frapper ses sens ; enfin, Messieurs, voyez le chirurgien, et c'est ici le point qui nous intéresse le plus. Lorsqu'il va porter le fer au sein de nos tissus, ce n'est plus sur un membre dépouillé de son enveloppe, réduit aux organes flottans que l'analyse a séparés et trop souvent altérés, qu'il va exercer un art funeste ou salutaire ; c'est sur des parties entières, sur des parties dont les élémens, étroitement groupés les uns autour des autres, n'offrent à la vue et au toucher que la forme extérieure de leur ensemble ; et si cet ensemble n'est pas connu, si l'artiste n'a pas l'habitude de considérer d'une manière simultanée les organes qui composent la partie sur laquelle il va opérer, comment pourra-t-il avoir une idée exacte de la disposition relative de chaque organe, de leur degré d'éloignement ou de rapprochement, de l'étendue respective qu'ils occupent sur la totalité de la surface où ils sont disposés? Comment enfin pourra-t-il embrasser d'un coup d'œil des parties qu'il n'aura jamais considérées que d'une manière successive ? Ainsi, Messieurs, si l'analyse est utile pour connaître les choses chacune séparément, la synthèse est indispensable pour apprécier les dispositions générales, relatives et réciproques que présentent ces choses dans leur état d'intégrité, état, encore une fois, dans lequel la nature nous les offre sans cesse. L'analyse seule est donc insuffisante, et la méthode qui se borne à son emploi est donc nécessairement incomplète et vicieuse.

Examinons maintenant l'ordre dans lequel on considère les objets. Il consiste à exposer une fois pour toutes, et par conséquent jusque dans les derniers détails, les systèmes osseux, musculaire, artériel, nerveux, et ainsi de suite. Or, je soutiens et je vais prouver que cet ordre est véritablement l'éteignoir du goût et de l'ardeur que devrait inspirer la plus belle, la plus intéressante de toutes les sciences.

On débute par l'étude des os ; pendant deux mois, chaque leçon commence et finit par des os; ne voyant, ne touchant, ne considérant que des os, l'esprit se hérisse d'une foule de saillies, d'éminences, d'aspérités qui rendent la science aussi âpre, aussi stérile que ces dispositions extérieures de la matière; et, en effet, Messieurs, je vous le demande, quel intérêt toutes ces divisions et subdivisions de l'étendue peuvent-elles inspirer à des jeunes gens qui, ne sachant rien encore, sont dans l'impossibilité d'en faire la plus simple application? Aussi, dès les premiers pas dans une carrière aussi épineuse, chez eux la tiédeur remplace le zèle; l'ardeur se transforme en dégoût; l'ennui les accompagne à l'amphithéâtre, et l'ennui les en chasse. De là, une sorte d'aversion pour les principes d'une science qui est la base de toutes les autres, et sans laquelle la médecine, dégradée, rentre dans le domaine du mensonge et de l'erreur.

Après l'étude des os, vient celle des muscles. Ces organes, qui sont les agens actifs du mouvement, sont plus propres sans doute à intéresser que de simples léviers constamment inertes et passifs; aussi la myologie offre-t-elle en général un peu plus d'attraits que l'ostéologie. Cependant les muscles ne sont qu'un des élémens qui entrent dans la composition de nos parties, et, les considérer isolément, c'est se priver de l'intérêt que l'ensemble doit nécessairement inspirer; et puis, pendant des mois entiers, toujours des muscles, rien que des muscles, voilà une uniformité bien capable de porter dans l'âme cette langueur qui ôte à l'attention toute sa fixité, à la pensée tout son ressort. Mais passons sur ces inconvéniens, et accordons à l'auditoire un degré d'attention que rien ne saurait affaiblir; bientôt il s'en présente de nouveaux. Vous savez, Messieurs, que, dans l'organisation des animaux, tout se lie et s'enchaîne d'une manière si étroite, qu'il n'existe aucun organe qui n'ait avec un autre des connexions plus ou moins intimes; de sorte que la connaissance de l'un devient absolument indispensable à la connaissance de l'autre, et c'est surtout ce qui a lieu pour les muscles à l'égard des os : or, une suite nécessaire de l'ordre généralement suivi, c'est que, lorsque l'on arrive à l'étude des muscles, il y a déjà long-temps que celle des os a été faite; par conséquent les dispositions extérieures de ces derniers, à la fois si sèches, si nombreuses, si compliquées, doivent être pour la plupart oubliées, ou du moins ne laisser dans la mémoire que la trace la plus fugitive. La partie de l'os où s'attache le muscle étant oubliée, on ne peut connaître celui-ci que de la manière la plus vague et la plus confuse, à l'égard de sa situation, de sa direction, de son étendue, de ses rapports et de ses usages; car tout cela découle évidemment du lieu où le muscle s'insère par chacune de ses extrémités. L'élève ne voit donc en général, dans la myologie, qu'une série d'organes en quelque sorte flottans et pêle-mêle, entassés autour de la pièce anatomique soumise à ses regards; c'est-à-dire, qu'il n'apprend rien, ou plutôt il apprend mal, ce qui est pire encore; car celui qui sait mal est moins avancé que celui qui ne sait rien, puisque, pour s'élever jusqu'à la pure ignorance, il faut qu'il oublie ce qu'il a appris, et encore son esprit, dans l'acquisition d'idées fausses, a-t-il pris une direction vicieuse, que souvent il lui est bien difficile de corriger.

Que vous dirai-je à l'égard des vaisseaux et des nerfs? Vous le sentez, Messieurs; les inconvéniens sont ici les mêmes, si toutefois ils ne sont pas encore plus graves et plus nombreux; car, relativement à la description, les vaisseaux et les nerfs sont par rapport au système musculaire ce qu'est celui-ci par rapport aux os. Presque toujours ces premiers organes sont rapportés aux muscles; ils les traversent, les croisent, rampent dans le tissu cellulaire qui les sépare, s'insinuent, se divisent dans leur intérieur, etc. Or les muscles n'étant pas connus, ou du moins l'étant mal, la même confusion doit nécessairement rejaillir sur les nerfs et les vaisseaux.

Enfin je vous ferai observer que le principe le plus fécond en résultats, celui qui consiste à aller de ce qui est facile à ce qui l'est moins (1), a été méconnu de tous les professeurs d'anatomie; et ici, j'attaquerai encore la manière dont on décrit les différentes parties d'un système, ainsi que l'ordre qu'on suit à cet égard. Prenons le système osseux pour exemple : oubliant toujours qu'on parle à des jeunes gens entièrement étrangers à la science anatomique, on fait de suite de chaque os une description si exacte, si détaillée, que la plus petite particularité est constamment développée avec le soin le plus scrupuleux; la démonstration serait tronquée, si l'organe n'était en quelque sorte exposé molécule à molécule. Il résulte de là les plus graves inconvéniens : sans parler de l'ennui qui doit nécessairement s'emparer de l'esprit de l'auditeur, au milieu de cette série immense d'objets, exposés avec une égale importance, il est absolument impossible de saisir les traits principaux des choses, de donner à chaque point le degré d'attention qu'exige celui de son importance, et surtout de placer avec ordre dans la mémoire les idées que l'esprit doit ensuite associer de manière à former un système dont toutes les parties soient étroitement liées entre elles. Ainsi il est évident que cette manière de considérer d'abord les objets jusque dans leurs derniers détails est essentiellement vicieuse, et que, outre le dégoût qui en est inséparable, elle entasse dans la mémoire une foule d'idées incohérentes, que la pensée ne saurait mettre en œuvre.

Indépendamment de la manière, j'ai dit encore que l'ordre adopté n'était pas moins défectueux, car il semble qu'on s'étudie à entasser difficultés sur difficultés, pour se procurer sans doute la gloire de les combattre; que ne puis-je dire de les vaincre! Et, en effet, Messieurs, quoi de plus inconvenant que de commencer l'étude de la machine la plus compliquée par ce qu'elle offre de plus difficile? Débuter par la tête, n'est-ce pas véritablement vouloir rassasier de dégoût, à une époque où il s'agit de faire naître le plus vif intérêt? n'est-ce pas vouloir se montrer inintelligible pour les auditeurs les plus intelligens? Dès les premières séances, le sphénoïde se présente, l'ethmoïde lui succède, le palatin se montre à son tour, et ainsi de suite; tout cela hérissé de saillies, percé de trous, creusé de sillons, empreint d'aspérités qui, respectivement, donnent attache à des muscles, à des membranes, à des ligamens, qui logent des artères, des nerfs, des veines, qui s'articulent avec une foule d'os environnans, qui concourent à former des cavités de toute espèce, etc. etc. Vous citerai-je les phrases harmonieuses que l'élève est alors obligé de graver dans son cerveau? Le filet ethmoïdal de la branche nasale du nerf ophtalmique de Willis; le filet long et délié du nerf nasal qui va se rendre à l'angle postérieur et supérieur du ganglion ophtalmique; la branche inférieure du nerf ptérigoïdien qui, s'anastomosant dans le canal carotidien avec un filet de la sixième paire, va se rendre à la partie supérieure du glanglion supérieur du grand sympathique? Ce langage, Messieurs, quoique celui de la science, est tout-à-fait déplacé à l'epoque où on le met en usage.

(1) Et non du simple au composé, comme le répètent tous les philosophes; car le composé peut être fort simple à saisir, quand on le considère en masse; tandis que le simple, qni caractérise chaque détail, peut devenir fort composé par le nombre de ces détails.

Tel est en abrégé le tableau des principales imperfections que présente l'enseignement de l'anatomie; car j'omets ici beaucoup d'autres inconvéniens que j'aurai cent fois occasion de vous développer. Il s'agit maintenant de jeter un coup d'œil sur les moyens de demonstration. Ces moyens sont les planches anatomiques, les préparations naturelles et desséchées, les pièces en cire, et enfin le cadavre. L'insuffisance des trois premiers moyens est trop reconnue pour que je m'attache à la faire ressortir : il ne reste donc plus que le cadavre, et je dis encore qu'il est *insuffisant*, quoique toujours *indispensable*. Il est rendu insuffisant, d'abord par la nature elle-même de nos organes, et ensuite par l'impossibilité où l'on est de démontrer à un certain nombre d'auditeurs des parties dont quelquefois la petitesse des dimensions les soustrait presque à nos regards. A l'égard de la nature des organes, si l'on en excepte les os, tous sont doués d'une mollesse à laquelle ajoute encore la privation de la vie. Cette propriété est la source de toutes les difficultés qu'offre sur le cadavre la démonstration de l'anatomie. La mollesse, en effet, altère la forme, change la direction, la situation même, dénature tous les rapports, et surtout nuit essentiellement à la configuration naturelle de nos parties; de sorte qu'après la dissection, quelque soin qu'on y ait apporté, on ne trouve jamais les choses disposées comme elles l'étaient dans l'état naturel. Il arrive de là qu'on est sans cesse obligé de corriger par la pensée les diverses altérations dont je viens de parler ; mais, outre qu'il est difficile, pour ne pas dire impossible, de se faire toujours une idée juste de dispositions qui n'existent pas actuellement, il arrive le plus souvent qu'on se laisse aller à ce qu'on voit, et que l'on conserve alors le souvenir des choses telles qu'elles étaient lorsqu'elles frappaient les sens, c'est-à-dire qu'on n'acquiert que des connaissances vagues, incomplètes, et qui, lorsqu'on veut les appliquer, ne peuvent que conduire à l'erreur; et observez, Messieurs, que les inconvéniens que je signale ici se font principalement sentir dans un cours d'anatomie; car enfin, à l'amphithéâtre, celui qui dissèque soigneusement peut du moins, à mesure qu'il découvre un organe, observer toutes les dispositions qui lui sont propres dans l'état d'intégrité, tandis que, n'ayant à sa disposition que des pièces préparées d'avance, et d'autant plus altérées qu'elles ont été plus scrupuleusement dépouillées du tissu cellulaire qui en unit et en soutient toutes les parties, le professeur ne peut manquer de faire des démonstrations inexactes, fautives comme les pièces dont il est obligé de se servir ; et de là vous pouvez conclure, en passant, que ce n'est point en suivant des cours que l'on devient anatomiste, mais bien en travaillant soi-même sur le *cadavre* aussi long-temps qu'il est nécessaire, c'est-à-dire en *disséquant toujours*.

Si, sur le cadavre, la simple analyse devient si difficile, que sera-ce donc de la synthèse, de la recomposition d'une partie, lorsque tous les élémens ont été dissociés? Comment s'y prendra-t-on pour disséquer un membre depuis la peau jusqu'aux os, sans faire éprouver à aucun organe le plus léger dérangement? Comment enfin sera-t-il possible de faire cette anatomie d'ensemble, encore inconnue, sans laquelle l'esprit ne peut se former que des idées éparses, et qui, par son secours, devient semblable à une glace qui répète à l'instant dans leur ensemble et leurs détails les différens objets disposés devant elle?

De tout ce qui précède, il résulte évidemment que la méthode généralement suivie dans l'enseignement de l'anatomie pêche sous un grand nombre de rapports, et que, quant aux moyens de démonstration, ceux que l'on possède sont entièrement insuffisans.

Mais, Messieurs, c'est peu que de signaler des vices et des imperfections; il faut encore tâcher de les faire disparaître, et c'est ce à quoi j'ai essayé de parvenir, comme je vais vous le montrer par l'exposition de ma méthode et de mes procédés.

Aller du facile au moins facile, tel est le principe sur lequel sera constamment basée ma méthode. A l'aide de ce principe, si bien adapté à la faiblesse et aux limites de notre intelligence, les vérités qui constituent les sciences se déroulent sans confusion; l'esprit les saisit sans effort, et la mémoire, qui les retrace dans l'ordre où elles ont été acquises, devient une source féconde où la réflexion et le jugement vont puiser les principes des plus belles combinaisons. Voici donc de quelle manière je procéderai au développement des objets. Semblable aux sculpteurs, aux peintres, aux architectes, qui, sans s'embarrasser des détails, commencent à disposer les parties principales de leurs ouvrages, pour s'élever ensuite graduellement jusqu'à ce point de perfection qu'on appelle le fini, je considérerai d'abord dans l'homme les divers groupes d'organes dont le jeu donne naissance à tous les phénomènes de la vie; je vous en exposerai la disposition, la nature, l'enchaînement, l'usage, en évitant soigneusement de me livrer à ces considérations déliées qu'un commençant ne saurait saisir, et qui prennent la place de l'étude des choses principales que seules il est capable d'apprécier. Ce ne sera là qu'une première partie du cours qui servira à conduire d'une manière graduée à la seconde, dans laquelle tous les objets seront de nouveau repris et étudiés, comme je le dirai bientôt. Par ce moyen, on n'aura d'abord que des connaissances peu nombreuses, mais exactes; on ne sera pas riche d'idées, mais on saura faire usage de celles que l'on possédera; on sera propre à en acquérir de nouvelles, toujours claires, toujours distinctes, et successivement on parviendra à pouvoir suivre sans confusion tous les détails de la science.

Dans la seconde partie du cours, chaque système sera donc de nouveau étudié; mais quel ordre suivrons-nous dans cette étude? Pour découvrir le plus convenable, il n'y a qu'à considérer dans quel but on apprend l'anatomie : c'est certainement dans celui de l'appliquer à l'art de guérir, et plus particulièrement à la chirurgie; or, Messieurs, remarquez ici ce qui n'a été encore observé de personne : quel que soit le cas qui réclame le secours du chirurgien, celui-ci n'a jamais à opérer que sur une partie déterminée; c'est donc la connaissance exacte et même parfaite de cette partie qui lui devient alors indispensable : mais comment s'y est-on pris pour parvenir à la lui faire connaître? Vous le savez tous; on lui en a exposé les différens organes à des époques toujours très-éloignées les unes des autres; il n'en a d'abord connu que les os, puis long-temps après les muscles, et ainsi de suite pour les artères, les veines et les nerfs. Or, où existe l'ensemble dans une semblable étude? Il existe à l'égard de chaque système pris en totalité : les os, en effet, ont été tous étudiés successivement et sans interruption; il en a été de même des muscles, des veines, des artères et des nerfs. Cet ordre serait excellent, s'il arrivait qu'on dût opérer d'un seul coup sur tout un système; car, ayant été simultanément étudié, il se retracerait dans l'esprit de l'opérateur d'une manière également simultanée; mais, encore une fois, c'est sur une partie déterminée que le fer doit être porté, et elle ne se compose que de certaines portions des systèmes osseux, musculaire, artériel, etc., portions qui n'ont été ni considérées comme formant un seul tout, ni simultanément étudiées, ni comparées entre elles, puisqu'elles n'ont été vues qu'à des époques différentes. On n'a donc de la partie dont il s'agit que des idées successives, toutes relatives à des élémens épars, et non à l'ensemble que leur réunion constitue. D'après ces considérations, il est évident que l'ordre que nous cherchons est déterminé; car il ne reste qu'à diviser le corps en un certain nombre de parties principales, formant un tout bien déterminé, et qu'à étudier chacune d'elles, à l'aide de l'analyse et de la synthèse.

A cet effet, nous adopterons la division ordinaire du corps en tête, en tronc et en extrémités ; mais, sans nous assujettir à l'usage défectueux où l'on est de commencer par la tête, parce que, comme je l'ai déjà dit, cette partie est la plus compliquée, et que le passage du facile au moins facile sera pour moi une règle dont je ne m'écarterai jamais. Je commencerai donc par la poitrine, d'une part, comme étant assez simple, et, de l'autre, comme offrant une sorte de noyau autour duquel viennent s'arranger toutes les autres parties ; ensuite nous passerons aux extrémités, et nous terminerons par la tête.

Cela posé, jetons un coup d'œil sur la manière dont nous emploierons tour à tour l'analyse et la synthèse. Le meilleur emploi que nous puissions en faire, nous le trouvons dans la conduite des enfans qui, instruits par la seule nature, sont étrangers à tous les systèmes, trop souvent parmi nous produits ou causes de l'erreur. Qu'un objet quelconque, en effet, soit mis à la disposition d'un enfant ; après l'avoir retourné dans tous les sens, en avoir examiné toutes les dispositions extérieures, il le met bientôt en pièces, et, dans cette seconde opération, il considère les différentes parties dont le corps était composé. Enfin il est curieux de rétablir les choses dans leur état primitif ; et, s'il ne peut pas toujours y parvenir, parce que l'art qui décompose est au-dessous de celui qui rassemble, il montre du moins par ses essais le désir de réunir en un seul tous les principes dissociés. Voilà, Messieurs, le véritable modèle de la méthode que nous devons suivre dans nos études ; ne cessons d'imiter les enfans, ces dociles élèves de la nature, qui, bien plus sages, bien plus philosophes que les Platon, les Aristote et les Descartes, acquièrent dans le premier âge une foule de connaissances qui doivent servir de base aux sciences de l'ordre le plus élevé ; heureux si sur ces bases solides on ne construit pas quelque jour un édifice imaginaire !

Je dis donc que, pour bien étudier une partie quelconque, il faut 1.° la considérer dans son ensemble ; 2.° étudier successivement les différentes pièces dont elle se compose ; 3.° enfin réunir toutes ces pièces séparées, pour arriver à l'ensemble, état du corps d'où l'on était parti. Vous concevez, Messieurs, qu'il ne peut pas exister d'autre manière d'envisager un corps, et que, lorsqu'il a été ainsi étudié, il doit être parfaitement connu sous le double rapport de l'ensemble et des détails. Examinons en particulier chacun de ces trois modes de démonstration.

CONSIDÉRATION DE L'ENSEMBLE.

Rien, selon moi, n'est plus important que d'avoir l'idée simultanée de tous les élémens qui entrent dans la composition d'une partie quelconque, idée évidemment indispensable pour la pratique des opérations, mais aussi extrêmement difficile à acquérir, à l'aide des méthodes ordinaires, comme déjà nous vous l'avons démontré. Mais l'ensemble d'une partie n'est pas seulement déterminé par la disposition des élémens qui se rencontrent dans toute l'étendue de sa surface ; il y a encore les pièces intérieures qui concourent à la formation de cet ensemble ; et, de plus, elles sont disposées par couches, de manière que l'ensemble total résulte de la réunion de tous les aspects intérieurs auxquels donnent lieu les différentes couches dont je viens de parler. Il résulte de là qu'il faut non seulement étudier en premier lieu la surface extérieure, mais encore les divers plans plus profonds qu'elle recouvre. Cette manière d'envisager d'abord les choses a le double avantage de donner l'idée exacte d'une partie considérée dans sa totalité, et d'offrir ensuite de grandes divisions pour l'étude analytique qui doit suivre, et dont je vais maintenant m'occuper.

ANALYSE DES PARTIES.

J'ai déjà dit que, même dans la dissociation des organes dont notre corps est composé, il était nécessaire que l'étude conservât encore un certain caractère d'ensemble, c'est-à-dire, qu'une partie étant donnée, il fallait de suite et sans interruption en étudier tous les élémens. Mais ici quel ordre suivrons-nous? En pénétrant du dehors au dedans, étudierons-nous indifféremment et sans choix tous les organes qui, par l'ordre de leur disposition, viendront s'offrir à nos regards? Cette méthode, qui serait excellente pour celui qui, ayant déjà des connaissances en anatomie, voudrait mettre de l'ensemble dans ses idées, serait, je crois, entièrement défectueuse dans le cas où il s'agirait de jeunes gens entièrement étrangers à l'étude de l'homme, et c'est précisément celui dont il s'agit ici; car, dans un cours, c'est à être compris des auditeurs les moins instruits, qu'il faut sans cesse mettre tous ses soins. Je dis donc que cette méthode serait défectueuse, parce que, nos organes étant tous d'une nature très-différente, en passant d'objets à d'autres objets, dépouillés de toute analogie, il ne pourrait en résulter que des idées confuses, disparates, et qui embarrasseraient la mémoire sans éclairer l'esprit. Il faut donc sacrifier ici quelque chose de l'ensemble en faveur de la clarté, c'est-à-dire, que, nous conformant en ce point à l'usage, il faut étudier les différentes espèces d'organes, les uns après les autres, d'abord les os, puis les muscles, ensuite les artères, etc. Mais, Messieurs, notre sacrifice ne sera pas grand, car vous observerez que nous échapperons en grande partie aux inconvéniens de la méthode vicieuse que nous sommes forcés de mettre en usage. Prenons une partie quelconque, le bras, par exemple: après en avoir étudié les os, nous passerons aux muscles; mais, tandis que, d'après la manière générale de démontrer l'anatomie, il y a au moins un mois qu'on a fait l'ostéologie du bras, lorsqu'on arrive à sa myologie, nous, au contraire, deux ou trois jours après en avoir décrit les os, nous en serons à l'étude des muscles, et ainsi de suite pour les artères, les veines et les nerfs; ce qui, comme vous le voyez, ne nuira presque en rien à l'ensemble des idées. D'ailleurs, une récapitulation rapide de choses tout récemment exposées rappellera aisément les points principaux qui ne seraient pas présens à la pensée. Passons maintenant au 3.e moyen de démonstration.

RECOMPOSITION DE LA PARTIE ANALYSÉE.

A l'aide de l'analyse, une partie ayant été réduite à son squelette, il faudra, par une opération inverse, replacer toutes les pièces détachées, et ramener ainsi cette partie au point où elle était avant sa décomposition. Ici, nous aurons l'avantage de considérer les objets dans l'ordre où nous les offre leur disposition naturelle. Nous verrons simultanément les os, les muscles, les artères, les nerfs formant les diverses couches placées entre le centre et la surface, et nous les verrons sans confusion, parce que l'étude analytique des élémens conduit comme d'elle-même à la considération de l'ensemble. Maîtres alors de notre sujet, pouvant l'envisager sans effort sous toutes ses faces, nous pourrons nous livrer aux diverses considérations que suggère l'étude attentive de nos organes. Ainsi la distance respective qui les sépare, et dont la connaissance est si importante en chirurgie, la quantité dont un muscle couvre une artère ou un nerf, le lieu où il les laisse à découvert, l'espace interposé entre la peau et un vaisseau, le degré de profondeur de celui-ci, se on tel ou tel point de son trajet; tout cela, appréciable sans doute par le moyen de la simple analyse, devient plus sensible, offre un tableau plus frappant, lorsque la synthèse vient grouper des objets auparavant isolés.

Mais, pour faire de cette méthode l'application la plus étendue et la plus utile, il faut encore envisager les diverses parties sous un autre point de vue. Car la considération de la surface extérieure et des couches intermédiaires, placées entre la peau et les os, ne donne que des images isolées, qui ne peuvent nullement offrir cet état d'ensemble et de simultanéité, dans lequel existe un corps non décomposé. Pour pouvoir l'examiner dans cet état, il faut faire une coupe perpendiculaire à son axe. Alors les divers élémens qui le constituent deviennent tous apparens, sont tous embrassés d'un seul coup d'œil; et, indépendamment des rapports qui, dans ce seul cas, n'éprouvent aucune espèce d'altération, chaque organe, qui se présente dans le sens de sa largeur et de son épaisseur, offre la véritable forme qui lui est propre. Mais les coupes doivent être multipliées, parce que, selon les différens points de leur longueur, les muscles et les os n'ont pas les mêmes formes, les artères les mêmes divisions, et ainsi de suite.

Enfin, il est une dernière application de la synthèse, à mes yeux, la plus importante de toutes; elle a rapport à l'étude d'une partie dans son état d'intégrité. Le chirurgien, dans la pratique de son art, trouve sans cesse nos organes couverts d'un voile opaque, au-dessous duquel se dessinent à peine quelques saillies extérieures. Il faut pourtant qu'à travers cette enveloppe, il aille porter le fer jusqu'au sein des tissus les plus profonds. Il lui est donc indispensable de voir une partie comme si elle était disséquée; il doit donc s'exercer sans cesse à faire en quelque sorte abstraction de la peau, ou de voir à travers ce tissu comme s'il était parfaitement transparent. Afin de douer l'œil de votre intelligence d'un regard aussi perçant, j'aurai constamment le soin, après qu'une partie aura été étudiée sous tous les rapports que je viens d'indiquer, de vous l'offrir dans son état d'intégrité; et, à côté d'une pièce semblable disséquée, je vous en ferai remarquer tous les organes superficiels; je vous en décrirai la situation, le trajet, la forme, les rapports, et ainsi de suite. De cette manière, le souvenir exact des parties les plus superficielles vous conduira toujours d'une manière certaine à la connaissance des organes qui sont le plus profondément situés; et, pour arriver à ceux-ci, vous serez exempts un jour de ces hésitations humiliantes, de ces tâtonnemens cruels, qui exciteraient dans vos malades la douleur, dans les assistans le murmure, dans vos consciences le remords.

Enfin, Messieurs, pour terminer ce que j'avais à dire sur la méthode, je vous ferai observer qu'en anatomie, on néglige beaucoup trop de recourir à l'analogie et au raisonnement, sortes de leviers intellectuels à l'aide desquels l'esprit bien des fois parvient à surmonter les résistances de la difficulté. Par le moyen de l'analogie, on rapproche, on réunit les choses semblables; la connaissance de l'une entraîne la connaissance des autres. Par là le travail devient plus simple, l'instruction plus rapide, le souvenir plus durable; à l'aide du raisonnement, on rattache des faits, en apparence indépendans, à un principe fixe dont ils découlent comme d'eux-mêmes. Par là, la marche de l'esprit est assurée, les connaissances sont certaines, et la raison est satisfaite. Se priver de ces moyens, c'est vouloir confier à la simple mémoire, à ce guide infidèle qui trahit si souvent ses plus chers favoris, une foule d'idées qui n'ont entre elles de commun que le lieu où elles ont été entassées. Cependant, Messieurs, n'attendez point de moi que je fasse rentrer l'étude de l'anatomie sous l'empire de l'analogie et du raisonnement: pour pouvoir pénétrer toutes les raisons secrètes des diverses dispositions de nos organes, il faudrait être celui qui nous créa; mais enfin, s'il ne nous est pas donné de soulever en entier le voile qui nous dérobe à nous-mêmes, du moins pouvons-nous quelquefois, en l'écartant légèrement, entrevoir quelques-uns des motifs qui dirigèrent l'auteur des choses dans la construction de son plus bel ouvrage. Ainsi, toutes les fois que la matière pourra s'y prêter, je rapprocherai, je comparerai, je raisonnerai, et ces opérations ne pourront manquer d'être utiles, ne dussions-nous en retirer que l'avantage d'exercer notre pensée, de fixer plus profondément notre attention sur les objets décrits, et de multiplier les aspects sous lesquels ils peuvent être envisagés.

Il ne me reste plus, Messieurs, qu'à vous dire un mot sur les moyens que je crois les plus propres à rendre les demonstrations claires et faciles. Ces moyens ont pour objet d'obvier aux inconvéniens qu'entraîne la mollesse de nos tissus, propriété qui, comme je vous l'ai déjà dit, dénature les formes, change la position, altère les rapports, et s'oppose surtout à la recomposition d'une partie réduite à ses élémens. Supposez un instant qu'un vice de nutrition fît passer à l'état osseux tous les systèmes, le tissu cellulaire et la peau exceptés. Il est évident que le corps qui aurait éprouvé ces changemens serait inappréciable pour l'enseignement de l'anatomie; car on aurait un cadavre entièrement osseux, dont tous les organes pourraient, sans la moindre altération de forme, de situation et de rapports, être considérés à l'aide de l'analyse et de la synthèse. Or, c'est un semblable cadavre que j'ai osé entreprendre de créer. Le succès a-t-il couronné mes efforts? Vous en jugerez, Messieurs, la séance prochaine, dans laquelle je vous offrirai sur quelques-unes de mes pièces l'application de la méthode que je viens de vous développer.

DE L'IMPRIMERIE DE J. SMITH, RUE DE MONTMORENCY, N° 16.

www.ingramcontent.com/pod-product-compliance
Ingram Content Group UK Ltd.
Pitfield, Milton Keynes, MK11 3LW, UK
UKHW012133240726
13965UKWH00005B/2158

9 782012 973480